Td $^{52}_{86}$

# NOTICE HISTORIQUE

SUR

# LES ÉPIDÉMIES

## DE L'ARRONDISSEMENT DE CLERMONT

SUIVIE D'UN

## RAPPORT SUR L'ÉPIDÉMIE DE MEZEL

Année 1866

(Choléra-Morbus, Suettes miliaires, Varioles et Fièvres intermittentes)

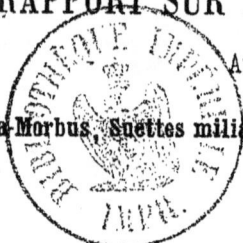

PAR

## LE Dr V. NIVET

Chevalier dans l'ordre de la Légion d'honneur
Médecin des épidémies
Professeur à l'Ecole de médecine et de pharmacie, Médecin de l'Hôtel-Dieu
Membre titulaire de l'Académie des sciences, belles-lettres et arts de Clermont-Ferrand
Membre honoraire de la Société anatomique
Correspondant des Sociétés médico-chirurgicale et médico-pratique
de la Société médicale d'émulation, de la Société d'hydrologie médicale
Ancien Interne en médecine et en chirurgie des Hôpitaux civils de Paris, etc.....

———❦———

## CLERMONT-FERRAND

FERDINAND THIBAUD, IMPRIMEUR-LIBRAIRE

Rue St-Genès, 8-10.

1869.

# NOTICE HISTORIQUE

SUR LES

## ÉPIDÉMIES DE L'ARRONDISSEMENT DE CLERMONT

Lue à la séance académique du 4 juin 1858

Par le docteur NIVET

———————❦———————

MESSIEURS,

Ce n'est pas sans hésitation que les médecins osent prendre
la parole dans cette enceinte. Ils savent combien il est difficile
de captiver l'attention d'un auditoire accoutumé à entendre
des historiens, des littérateurs et des poètes éminents. Le lan-
gage sérieux de la science, sa nomenclature malsonnante sont
peu favorables aux narrations animées, aux phrases harmo-
nieuses, et cependant il est certains épisodes de la vie médicale
qui pourraient vous intéresser, vous émouvoir même, s'ils étaient
racontés par ceux de nos collègues qui obtiennent si facilement,
et avec justice, vos applaudissements et vos éloges.

C'est pendant les épidémies qu'on observe ces drames in-
times, ces dévouements sans ostentation qui restent trop souvent ignorées, et sur lesquels nous désirons appeler votre
attention.

Vous le savez, Messieurs, les maladies épidémiques sont
celles qui déciment les populations, qui frappent aveuglément
les pauvres et les riches, qui s'attaquent fréquemment à ceux
qui approchent les malades et respirent les émanations malsaines qu'ils répandent. Les dangers sont grands, les morts
sont nombreuses et rapides, et cependant on trouve parmi les
hommes et surtout parmi les femmes des personnes qui af-

frontent le danger de la contagion, sans songer aux risques qu'elles peuvent courir.

Il existe encore parmi nous des vieillards qui ont conservé la mémoire de la terrible épidémie de typhus qui a régné dans notre pays en 1814. Ils nous ont raconté leurs souvenirs. A cette époque, les médecins des villes et des campagnes ont eu un rude labeur à accomplir, et tous, sans hésiter, ont donné aux malades de toutes classes, aux soldats français, comme aux soldats étrangers qui étaient, il y avait peu de semaines, leurs ennemis; les mêmes secours, les mêmes consolations.

Nous regrettons que des occupations nombreuses ne nous aient pas permis de rechercher les scènes touchantes qui ont dû être signalées dans les journaux et les notices publiées à cette époque désastreuse, et nous passons à des temps plus rapprochés de nous.

Il y aura bientôt vingt ans, c'était pendant l'été de 1849, la suette, la cholérine, le choléra-morbus sévissaient à Gerzat; un sixième de la population était atteint, et 94 malades succombaient dans un village qui compte 2,600 âmes (1).

Un élève interne de l'Hôtel-Dieu de Clermont, M. Coste, peu soucieux des dangers qu'il pouvait courir, voulut bien nous prêter son utile concours; il s'installa dans le village ravagé, se mit à la disposition des malades, et jamais, pendant son séjour, on n'eut à essuyer de sa part un seul refus; il se rendait partout où sa présence était nécessaire, et il secondait au besoin les gardes-malades quand ils étaient ignorants ou ne pouvaient suffire à la tâche (2).

Le maire de Gerzat, M. Faure, mit sa maison à notre disposition, et deux Sœurs de l'ordre de Nevers se chargèrent de distribuer des remèdes aux malades, des aliments aux conva-

(1) Ces maladies ont régné avec moins d'intensité à Clermont. Mais à l'Hôtel-Dieu, les cholériques des villages voisins, des casernes et de la ville se sont accumulés dans les salles visitées par les docteurs Tixier-Courbaire, Pourcher-Vazeilhes et Nivet. Une religieuse de Saint-Vincent, la bonne Sœur Delphine Martin, est morte du choléra-morbus à la fin de l'épidémie.

(2) M. Coste a reçu du gouvernement une médaille de bronze.

lescents et de bonnes paroles à ceux que la médecine était impuissante à guérir.

Plus tard, en 1856, des fièvres intermittentes simples et pernicieuses se montrèrent en grand nombre dans la commune de Pérignat-ès-Allier. Sambou, interne à l'Hôtel-Dieu de Clermont, fut envoyé dans ce village où il reçut, chez l'abbé Deval, une généreuse hospitalité. Cet élève, par des remèdes administrés à propos sous notre direction, contribua à arrêter les progrès d'une épidémie qui avait déjà fait un certain nombre de victimes (1).

Peu de semaines s'étaient écoulées, lorsque Sambon, revenu à l'Hôtel-Dieu, mourut d'une maladie du cerveau qui fut occasionnée par un excès de travail. Les administrateurs des Hospices et les professeurs de l'Ecole de médecine et de pharmacie l'accompagnèrent à sa dernière demeure, et le directeur, M. Bertrand, prononça l'éloge de ce vaillant élève qui avait partagé sa vie trop courte entre l'étude de la médecine et le soin des malades indigents.

En 1860, des croups et des angines pseudo-membraneuses avaient porté la désolation dans la commune de Ceyrat. La mortalité, qui était considérable, tenait à ce que les secours de la médecine étaient tardivement administrés. Un service médical promptement organisé et un traitement énergique ordonné dès le début de la maladie, diminuèrent en peu de jours, des deux tiers, le nombre des décès. Sœur Alix, de la Miséricorde, et le vicaire de la paroisse nous furent d'une grande utilité.

L'épidémie de Mezel, que nous nous proposons de vous décrire et qui a commencé à la fin de l'été 1866, n'a pas été moins féconde en dévouements.

Domicilié à 20 kilomètres du village infesté, nous ne pouvions secourir en temps opportun des personnes affectées de suettes miliaires graves et de choléra-morbus, maladies rapidement mortelles. Nous priâmes deux docteurs du voisinage de

(1) M. Sambon a reçu du gouvernement une médaille d'argent.

nous venir en aide, ce qu'ils nous accordèrent avec un empressement qui leur fait grand honneur.

Le premier est M. Bartin, de Chauriat, qui avait, en 1856, aidé Sambon à donner des soins aux indigents de la commune de Pérignat; le second est M. Ducroix, de Pont-du-Château.

Les malades atteints, les maisons envahies, les rues malsaines furent visités avec soin; les causes d'insalubrité furent signalées et combattues autant que faire se pouvait. Le maire, M. Ligier de la Prade, qui a payé son tribut à l'épidémie, est resté à son poste malgré les appréhensions dont il ne pouvait se défendre, et il a fait exécuter avec beaucoup d'empressement les améliorations qui lui ont été demandées. Les bases du traitement ayant été arrêtées et les approvisionnements de la pharmacie des religieuses assurés, MM. Bartin et Ducroix entrèrent en fonction et se rendirent alternativement à Mezel toutes les fois qu'ils furent appelés; et cependant, malgré la promptitude avec laquelle les soins étaient administrés, la commune eut la douleur de perdre une religieuse du Bon-Pasteur qui était affectée d'une suette miliaire compliquée de fièvre pernicieuse; la malade hésita à prendre la quinine qui lui était prescrite; ce moment d'hésitation fut cause de sa mort.

Sœur Symphorose, née Croix, affaiblie par les veilles, par le chagrin que lui causait la perte de sa meilleure amie, refusa le congé qui lui était offert; elle resta à son poste et continua de visiter les malades et de se montrer partout où il y avait du danger.

Nous serions injustes si nous négligions, en terminant cette courte Notice, de vous signaler l'empressement avec lequel les chefs de l'administration départementale ont mis à notre disposition les moyens nécessaires pour combattre, dans la mesure du possible, les maladies épidémiques. Les préfets dont les noms doivent figurer ici sont MM. de Crèvecœur, de Preissac et Gimet.

N'avez-vous pas remarqué, Messieurs, en lisant les chroniques des temps passés, combien les historiens distribuent avec parcimonie les éloges quand il s'agit des médecins? Les guerres meurtrières remplissent de gros volumes, quelques phrases seulement sont consacrées aux chirurgiens militaires les plus célèbres, et cependant ils ont bravé comme les autres officiers les balles et les boulets pour aller secourir et relever les blessés sous le feu de l'ennemi.

Permettez-moi, à ce propos, de vous citer quelques phrases empruntées à M. de Villemessant : « Certes, dit cet auteur, je fais grand cas du soldat qui ne recule pas devant l'ennemi et verse son sang pour son pays, mais je crois que le courage civil a droit aux mêmes distinctions que le courage militaire. De quelque façon que la patrie soit en danger, il faut applaudir à ceux qui veillent à son salut et qui, devant des batteries tonnantes ou le choléra foudroyant, font sans pâlir leur mortelle besogne. »

Croyez-le bien, Messieurs, le vieux soldat de l'armée sanitaire qui vous parle n'a pas l'intention de réclamer pour lui le bénéfice des phrases élogieuses qu'il vous a citées ; généreusement récompensé par le gouvernement, il n'a plus rien à désirer. Mais il vous demande un souvenir pour ces jeunes et courageux médecins, pour ces religieuses dévouées qui l'ont aidé, au péril de leur vie, à secourir les populations rurales de notre bien-aimé pays.

# RAPPORT SUR L'ÉPIDÉMIE

## DE CHOLÉRA-MORBUS, DE SUETTES MILIAIRES, DE VARIOLES ET DE FIÈVRES INTERMITTENTES

### QUI A RÉGNÉ A MEZEL EN 1866

#### PAR LE DOCTEUR NIVET

Le département du Puy-de-Dôme a présenté, en 1866, dans beaucoup d'endroits et surtout dans les cantons de la Limagne, de rares exemples de choléra-morbus sporadique, des cholérines plus nombreuses, quelques suettes miliaires et des fièvres intermittentes.

C'est à la fin de l'été et pendant la première partie de l'automne qu'on a surtout observé ce genre de maladie.

Deux villages ont particulièrement souffert : ce sont ceux de Davayat qui est situé à six kilomètres nord de Riom, sur les pentes orientales des coteaux qui longent les soubassements des monts Dômes, et Mezel qui est bâti sur les pentes sud-ouest d'une petite montagne placée au milieu de la plaine de la Limagne.

Mezel est à l'est et à 12,500 mètres de Clermont-Ferrand (à vol d'oiseau). Les coteaux sur lesquels sont construites les habitations de ces deux communes sont de nature analogue. A Mezel, ce sont des calcaires marneux et des pépérites ou tufs volcaniques ; à Davayat, des calcaires marneux.

En 1849, ces deux villages ont été épargnés ; tandis que Saint-Beauzire et Gerzat, qui sont au milieu des plaines marécageuses de la Limagne d'Auvergne, et Arlanc qui est assis sur des rochers granitiques à l'extrémité méridionale du petit bassin humide du Livradois, payèrent un large tribut au choléra-

morbus, à la cholérine, à la suette miliaire et à la fièvre intermittente. Ce sont là de ces bizarraries qui ont été observées
ailleurs, que nous devons signaler et sur lesquelles nous revien-
drons dons le chapitre consacré aux associations.

Mezel, dont nous devons spécialement nous occuper, ren-
ferme 1118 habitants. Les chemins qui conduisent dans ce
village, les rues qui le traversent offrent des pentes rapides;
les maisons sont placées à mi-hauteur d'un puy ou petite montagne qui est sur la rive droite et à peu de distance de la rivière
d'Allier. Entre cette rivière, Pérignat et Mezel, existent des
marécages et des plaines humides; aussi, lorsque soufflent les
vents d'ouest ou du sud-ouest, les brouillards de l'Allier et les
miasmes paludéens sont-ils entraînés vers les deux villages dont
nous venons de parler.

En 1856, à la suite de l'inondation, Pérignat a été ravagé
par des fièvres intermittentes simples et pernicieuses. Rien de
semblable n'a eu lieu cette année, et c'est Mezel qui a été en-
vahi à son tour par un autre genre d'épidémie.

Les eaux potables que l'on boit dans cette dernière localité
sont limpides et fraîches; elles contiennent, comme celles de
Pérignat, une très-petite quantité de carbonate calcaire et
d'argile.

### Début de l'épidémie.

L'épidémie qui a régné à Mezel a commencé au mois de mai.
On a observé, au début, des scarlatines qui ont, comme à Davayat, atteint les enfants.

Plus tard, les varioles se sont montrées, et, peu de temps
après, on a observé la suette miliaire, le choléra-morbus, la
cholérine et la fièvre intermittente.

La mortalité a un peu augmenté pendant les mois de mai,
juin et juillet: mais c'est au mois d'août seulement que des
décès nombreux ont attiré l'attention du maire de la commune
qui a réclamé l'intervention du médecin des épidémies.

Le 23 août, M. le Préfet nous a invité à nous rendre à Mezel, et le lendemain, à onze heures, nous visitions, en compagnie de M. le Maire et des docteurs Bartin, de Chauriat, et Ducroix, de Pont-du-Château, toutes les personnes qui nous étaient signalées comme étant ou ayant été atteintes de l'une des maladies régnantes.

Le nombre des malades chez lesquels on nous a conduits ou sur lesquels on nous a donné des renseignements positifs était de 52.

L'arrivée d'un médecin envoyé par l'autorité départementale a produit un effet moral heureux. L'organisation d'un service médical et pharmaceutique a également diminué la frayeur qu'inspirait l'épidémie. La population a compris que des soins et des remèdes plus prompts seraient administrés aux malades et rendraient ainsi la mortalité moins grande.

Notre domicile étant trop éloigné pour qu'il nous fût possible de nous rendre, en temps opportun, auprès des personnes atteintes de choléra-morbus ou de suette miliaire pernicieuse, nous avons prié MM. Ducroix et Bartin d'avoir l'obligeance de se rendre alternativement au village de Mezel.

Après avoir étudié et discuté avec nous les traitements qu'il convenait d'administrer, ces docteurs ont bien voulu accepter la mission qui leur était offerte, et ils l'ont remplie, nous sommes heureux de le dire, avec un zèle et un dévouement qui leur fait le plus grand honneur. Non-seulement ils ont donné des soins quotidiens aux malades, mais ils se sont plusieurs fois levés la nuit, lorsqu'il y avait urgence, pour se rendre auprès des individus atteints de suette miliaire grave ou de choléra-morbus.

D'autre part, M<sup>me</sup> la Supérieure du couvent des Dames du Bon-Pasteur, a bien voulu adjoindre une seconde religieuse à la sœur chargée de visiter les malades et de leur porter et administrer les remèdes prescrits par les médecins.

Ce service a fonctionné aussi longtemps que la suette et le choléra-morbus se sont montrés, c'est-à-dire jusqu'au milieu du mois de septembre.

Pendant notre tournée, nous avons signalé à M. le maire les

immondices et les mares qui devaient être enfouis sous des sables ou comblés avec des cailloux ; il y en avait dans un seul endroit. Ce travail a été fait le lendemain de notre visite.

En 1849, l'épidémie cholérique a débuté à Arlanc au mois d'août, à Gerzat et à Saint-Beauzire au commencement de septembre. A Mezel, c'est le 4 août 1866, que le premier cholérique a succombé.

L'été et l'automne de 1866 ont été chauds, mais aux mois d'août et de septembre, les nuits étaient froides. Du reste, nous attachons une médiocre importance, dans les circonstances actuelles, aux influences météorologiques, car elles étaient les mêmes à Dallet, Pérignat, la Roche-Noire, Mirefleurs, qui n'ont pas été atteints par l'épidémie.

### Influence de l'âge.

Les divers âges n'ont pas été également affectés. Les causes de maladie ont agi peu énergiquement sur les enfants, davantage sur les adolescents ; elles ont atteint leur maximum d'intensité dans l'âge adulte pour décroître chez les vieillards. Ces indications résument la marche générale des maladies régnantes. Examinons chacune d'elles en particulier, car certaines affections n'ont pas suivi la règle ordinaire.

Ainsi le choléra-morbus a atteint spécialement les personnes âgées de 50 à 70 ans.

Les cholérines fortes ont prédominé entre 30 et 50 ans.

Les suettes miliaires entre 20 et 40 ans.

Les varioles et les varioloïdes entre 10 et 40 ans.

Voici du reste un tableau qui indique avec détails la fréquence des différentes maladies aux divers âges. Nous avons laissé en dehors quelques affections qui étaient étrangères à l'épidémie régnante.

| NOMS DES MALADIES. | Moins de 1 an. | 1 an à 10 ans. | 10 ans à 20 ans. | 20 ans à 30 ans. | 30 ans à 40 ans | 40 ans à 50 ans. | Plus de 50 ans. | TOTAUX |
|---|---|---|---|---|---|---|---|---|
| Choléra-morbus................ | » | » | » | » | 1 | » | 7 | 8 |
| Cholérine forte................ | 1 | 2 | 1 | 2 | 5 | 8 | 2 | 21 |
| Cholérine légère .............. | » | 3 | 5 | » | » | 1 | 1 | 10 |
| Cholérine, puis fièvre intermittente. | » | 1 | 1 | 2 | 4 | » | 3 | 11 |
| Suette miliaire................ | » | » | » | 2 | 2 | 2 | 1 | 7 |
| Suette miliaire et accidents pernicieux................... | » | » | » | 2 | 2 | » | 1 | 5 |
| Suette miliaire, puis cholérine.... | » | » | » | 1 | » | » | » | 1 |
| Suette miliaire, puis fièvre intermittente............... | » | » | 1 | » | » | 1 | » | 2 |
| Suette miliaire et pneumonie...... | » | » | » | 1 | » | » | » | 1 |
| Variole confluente.............. | » | 1 | 3 | 1 | » | » | » | 5 |
| Variole...................... | » | » | 1 | » | 2 | » | » | 3 |
| Varioloïde................... | » | » | » | 2 | 2 | 1 | » | 5 |
| Variole précédée de suette miliaire. | » | » | » | 1 | » | » | » | 1 |
| Variole, puis accidents intermittents...................... | » | » | 1 | 1 | » | » | » | 2 |
| Variole précédée d'accidents typhoïdes.................... | » | » | » | 1 | 1 | » | » | 2 |
| Fièvre intermittente............. | » | » | 5 | 2 | 7 | 1 | 2 | 17 |
| Fièvre muqueuse et accidents intermittents................ | » | 1 | » | » | » | » | » | 1 |
| Névralgie intermittente......... | » | » | » | » | » | » | 1 | 1 |
| Fièvre typhoïde................ | » | » | » | » | » | 1 | » | 1 |
| Fièvre cérébrale............... | » | » | » | 1 | » | » | » | 1 |
| TOTAUX............... | 1 | 8 | 18 | 19 | 26 | 15 | 18 | 105 |

**Influence des sexes. — Mortalité.**

La cholérine et le choléra-morbus ont frappé plus fréquemment le sexe féminin que le sexe masculin ; mais la proportion des morts a été plus grande chez les hommes. Trois femmes sur six ont guéri ; deux hommes ont été atteints et sont morts.

La suette miliaire a été notée plus souvent chez les femmes, et chez elles aussi les complications d'accidents pernicieux ont été fréquents et graves.

La variole a atteint un nombre à peu près égal de personnes dans les deux sexes.

## Tableau des guérisons et des décès.

| NOMS DES MALADIES. | GUÉRISONS. | | DÉCÈS. | | TOTAUX. |
| --- | --- | --- | --- | --- | --- |
| | SEXES. | | SEXES. | | |
| | Masculin. | Féminin. | Masculin. | Féminin. | |
| Choléra-morbus...................... | '' | 3 | 2 | 3 | 8 |
| Cholérine forte.... ................ | 8 | 12 | 1 | '' | 21 |
| Cholérine légère...................... | 6 | 4 | '' | '' | 10 |
| Cholérine, puis fièvre intermittente..... | 4 | 7 | '' | '' | 11 |
| Suette miliaire...................... | 2 | 5 | '' | '' | 7 |
| Suette miliaire et accidents pernicieux... | 1 | '' | 1 | 3 | 5 |
| Suette miliaire, puis cholérine.......... | 1 | '' | '' | '' | 1 |
| Suette miliaire, puis fièvre intermittente. | '' | 2 | '' | '' | 2 |
| Suette miliaire et pernicieuse.......... | 1 | '' | '' | '' | 1 |
| Variole confluente................... | 3 | 1 | 1 | '' | 5 |
| Variole............................ | '' | 2 | 1 | '' | 3 |
| Varioloïde......................... | 3 | 2 | '' | '' | 5 |
| Variole précédée de suette miliaire...... | '' | 1 | '' | '' | 1 |
| Variole, puis accidents intermittents.... | 1 | 1 | '' | '' | 2 |
| Variole précédée d'accidents typhoïdes.. | '' | 1 | '' | 1 | 2 |
| Fièvre intermittente................. | 6 | 11 | '' | '' | 17 |
| Fièvre muqueuse et accidents interm.tts.. | '' | 1 | '' | '' | 1 |
| Névralgie intermittente.............. | 1 | '' | '' | '' | 1 |
| Fièvre typhoïde.................... | '' | '' | 1 | '' | 1 |
| Fièvre cérébrale.................... | 1 | '' | '' | '' | 1 |
| Maladies diverses................ .... | 6 | 8 | 4 | 5 | 23 |
| TOTAUX.............. | 44 | 61 | 11 | 12 | 128 |

Afin de mieux apprécier l'influence de.l'épidémie régnante sur la mortalité, nous avons fait le relevé des décès pendant les mois de juin, juillet, août, des années précédentes. Nous avons ainsi obtenu un terme de comparaison très-exact.

## Tableau de la mortalité de 1862 à 1866.

| MOIS. | 1862 | 1863 | 1864 | 1865 | 1866 |
| --- | --- | --- | --- | --- | --- |
| Juin.................... | 3 | 2 | 1 | 2 | 5 |
| Juillet.................... | 4 | 2 | 3 | 3 | 6 |
| Août.................... .... | 3 | 6 | 2 | 2 | 10 |
| TOTAUX......... | 10 | 10 | 6 | 7 | 21 |

Ces chiffres bruts ne peuvent évidemment suffire; il convient, en effet, de séparer les décès qui appartiennent à l'épidémie de ceux qui ont été occasionnés par d'autres maladies :

Au mois de juin, nous enregistrons un décès par la snette miliaire, deux par la variole, deux autres ont été déterminés par la vieillesse ou l'hydropisie.

Au mois de juillet, l'influence épidémique a peut-être agi d'une manière fâcheuse sur les individus atteints d'autres affections que celles qui prédominent, mais aucun n'est mort du choléra, de la suette, ni de la variole. Les décès sont dus à la fièvre typhoïde, à l'hydropisie, à la vieillesse. Deux enfants ont succombé : l'un est mort-né ; l'autre, né faible, n'a présenté aucune maladie bien caractérisée.

Au mois d'août, les maladies épidémiques terminées par la mort prédominent. Nous comptons :

    4 cas de choléra-morbus ;
    1 cas de cholérine ;
    2 cas de suette miliaire avec accidents pernicieux ;
    1 cas de variole compliquée d'accidents typhoïdes ;
    1 enfant d'un mois est mort d'une maladie inconnue.
    1 petite fille de deux ans, maladive, a succombé dans les mêmes conditions.

Il résulte des renseignements qui précèdent que la maladie a frappé fortement pendant la durée du mois d'août.

En septembre, elle a rapidement diminué pour disparaître à la fin de ce dernier mois. Cependant, nous observons encore un cas de choléra-morbus foudroyant chez un homme le 8 septembre. Une suette miliaire accompagnée d'accidents pernicieux a été funeste, à peu près à la même époque.

### Symptômes.

1° Le choléra-morbus s'est montré à Mezel avec ses formes ordinaires. Tantôt la cholérine précédait son apparition, tantôt il se manifestait sans symptômes précurseurs et méritait sous tous les rapports le nom de choléra-morbus foudroyant. Cette dernière forme a été notée une fois , le 8 septembre , chez le nommé Louis Jarron.

Les phénomènes observés dans la majorité des cas étaient les suivants :

Vomissements répétés, diarrhée séreuse , crampes , refroidissement et teinte bleuâtre de la peau.

L'un des malades a offert au début des symptômes de fièvre typhoïde, puis est survenue une cholérine qui l'a tué rapidement.

Un autre atteint de choléra-morbus suivi de réaction a présenté des symptômes consécutifs de fièvre typhoïde qui se sont terminés d'une manière funeste.

2° Les cholérines ont été généralement sérieuses. Dans un tiers des cas seulement l'affection était légère.

Chez onze malades elles ont été compliquées ou suivies de fièvres intermittentes à types variés.

3° Les suettes miliaires beaucoup moins nombreuses qu'à Gerzat ont été compliquées plus souvent que dans cette dernière localité, de phénomènes intermittents pernicieux (de céphalalgie , d'agitation et de délire) aussi ont-elles donné lieu à une mortalité proportionnelle plus grande que pendant l'épidémie de 1849.

Les symptômes pernicieux n'ont pas toujours été enrayés en temps opportun. Dans un cas on a hésité à cause de la répugnance que montrait la personne affectée à accepter de la quinine. Une autre fois, le malade , par négligence , a omis de prendre ce remède. Dans un troisième cas, le médecin a été appelé trop tard.

4° La variole et la varioloïde se sont montrées chez 18 individus. Quatre n'avaient pas été vaccinés ; ils ont eu des varioles confluentes ; aucun d'eux n'est mort.

Trois ont assuré qu'ils avaient été antérieurement vaccinés. Parmi eux , Jean Limousin est mort le douzième jour de la maladie ; les deux autres ont guéri.

Six autres malades affectés de variole ont offert des phénomènes particuliers ; on ne leur a pas demandé s'ils avaient été vaccinés.

Chez Marie Sani, âgée de 22 ans, la variole a été suivie d'accidents intermittents.

Ménat, jeune homme âgé de vingt ans, a éprouvé une fièvre intermittente précédée de varioloïde.

Borel Marie, âgée de 33 ans, a offert des accidents typhoïdes compliqués d'éruption varioleuse.

Rodde, fille âgée de 26 ans, a eu une varioloïde, puis une suette miliaire ; chez une autre, c'était le contraire.

Enfin Lemas, âgé de 34 ans, atteint de variole, s'est traité par des affusions froides ; il s'est mis sous le tuyau de la fontaine ; il est mort rapidement.

Cinq personnes précédemment vaccinées ont eu des varioloïdes plus ou moins intenses, mais sans gravité.

5° Les fièvres intermittentes à types variés, qui se sont manifestées à Mezel, n'ont présenté rien de particulier ; elles offraient les symptômes et la marche ordinaire.

### Contagion.

Un exemple très-curieux de contagion nous a été signalé par M. le maire de Mezel. Nous avons pu constater l'exactitude des renseignements qu'il nous avait transmis :

Un habitant de Mezel, qui se portait bien, a conduit une voiture de marchandises chez l'un des charbonniers qui habitent à côté de la gare de Clermont ; il a déjeûné chez ce charbonnier et y a déposé son manteau.

Peu de jours après, la femme de ce dernier, qui est forte et robuste, a été atteinte d'un choléra-morbus peu intense qui s'est terminé par la guérison.

Quelques jours plus tard, la domestique qui avait donné des soins à cette femme pendant qu'elle était malade, a été atteinte à son tour de choléra-morbus et elle a succombé. Cette

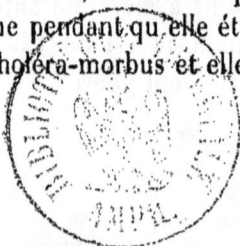

jeune fille était d'une constitution faible et d'une santé délicate.

Voici un autre fait qui nous a été signalé par M. le docteur Ducroix.

Le dernier malade atteint du choléra-morbus à Mezel, le nommé Louis Jarron, est mort le 8 septembre, il a été enterré le 10. Quelques habitants de Dallet ont assisté à l'enterrement de cet homme.

Le lendemain, 11 septembre, l'une des personnes qui avaient accompagné Jarron à sa dernière demeure, a été atteinte d'une cholérine très-forte, qui a guéri après huit jours de traitement.

Dallet est à deux ou trois kilomètres de Mezel. On n'a observé dans le premier de ces villages, aucun cas de suette, de variole, ni de choléra-morbus (Dr Ducroix).

**Associations. — Tendance de la suette et des affections cholériques à se montrer dans les lieux où règne la fièvre intermittente.**

A Mezel, la succession des maladies a été la même qu'à Davayat, seulement les affections cholériques ont été beaucoup plus nombreuses dans la première de ces communes.

Au début, on observe des scarlatines qui atteignent les enfants.

Dans une seconde période apparaissent les varioloïdes auxquelles viennent bientôt se mêler les suettes, les cholérines, les choléra-morbus et les fièvres intermittentes. Ces dernières affections compliquent même assez fréquemment les suettes et les cholérines, et rendent nécessaire l'emploi de la quinine.

En 1849, nous retrouvons des associations analogues à Gerzat, village situé dans la plaine. La suette miliaire, la cholérine et le choléra-morbus se sont montrés en même temps que la fièvre intermittente simple.

On a également rencontré des fièvres pernicieuses qui étaient accompagnées de suettes miliaires.

Une observation qui nous a été communiquée par notre confrère Ducroix, nous a vivement frappé. Cette année une grande partie de la plaine marécageuse de la Limagne a peu souffert de la fièvre intermittente. Les affections paludéennes ont attaqué de préférence les villages situés sur les coteaux. Si ce fait était confirmé par des observations faites sur d'autres points, on serait en droit de dire que les miasmes paludéens attirent la suette et les affections cholériques.

### Traitement.

1°. Le traitement a été celui qu'on emploie généralement :

Au choléra-morbus, on a opposé les toniques stimulants (Infusions de thé, de tilleul, avec addition de rhum ; les potions avec l'acétate d'ammoniaque, les applications de sinapismes, les frictions stimulantes ; quand il y avait des crampes, les frictions calmantes.)

2°. Dans les cas de cholérine, la camomille, le tilleul, le bismuth, et plus tard les tisanes toniques et le sirop de quina. Les lavements avec l'amidon et le laudanum ont été employés avec avantage.

3°. Dans la variole, les sudorifiques ont été prescrits.

4°. La suette miliaire a toujours été traitée dès le début par les sudorifiques associés aux toniques. On a administré des tisanes de camomille, de tilleul, de feuilles d'oranger, sucrées avec du sirop de quina à l'eau ou au vin, suivant les individus et l'état de l'estomac. Nous avions déjà remarqué en 1849 que les malades affectés de cette maladie avaient une grande tendance à éprouver des atonies de l'estomac qui étaient parfois compliquées d'atonie générale et rendaient les convalescences très-longues. Nous avons évité cet inconvénient à l'aide du traitement ci-dessus indiqué.

### Complications de phénomènes intermittents.

Une circonstance capitale nous a préoccupé pendant l'épidémie de Mezel : souvent la cholérine, la suette miliaire et même la variole se sont compliquées de troubles quotidiens revenant à la même heure, ou bien elles ont été suivies de véritables fièvres intermittentes. Lorsque ces complications n'étaient point combattues et arrêtées, les malades présentaient des symptômes de fièvre pernicieuse. C'est ce qui est arrivé surtout pour les suettes miliaires. Un grand nombre de ces maladies ont été traitées par la quinine aussitôt qu'apparaissaient des phénomènes intermittents, et on empêchait ainsi l'affection de se compliquer de phénomènes graves.

Lorsque la quinine était refusée par les patients ou prescrite tardivement, les malades succombaient rapidement.

Nous sommes convaincu que la mortalité eût été plus grande encore si l'on avait hésité à administrer la quinine chez ceux des individus, et c'était le plus grand nombre, qui étaient sous l'influence paludéenne, tout en présentant les symptômes de la suette miliaire.

Il va sans dire que les fièvres intermittentes ont été traitées et guéries par la quinine.

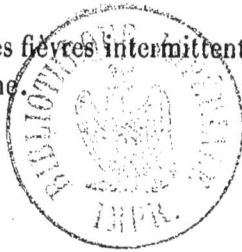

Clermont, typ. Ferdinand Thibaud.